Docteur P. RÉDARD

Médecin Principal, Chef du Service du Santé de la Place de Cannes

Deviations vertebrales par Traumatisme de Guerre

Estratto da *La chirurgiu degli organi di movimento*
Vol. I, Fasc. II – Maggio 1917.

BOLOGNA - STABILIMENTI
POLIGRAFICI RIUNITI :: ::

PAOLO RÉDARD

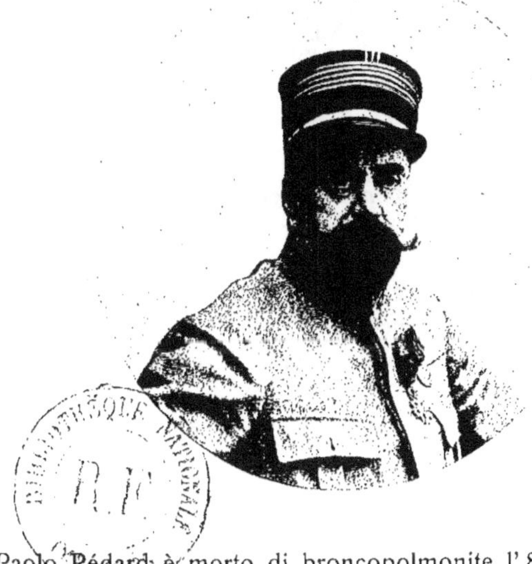

Paolo Rédard è morto di broncopolmonite l'8 maggio 1916 a Cannes ove dal Governo francese era stato inviato per organizzare e dirigere un grande centro ospedaliero per feriti di guerra.

Non è senza un profondo senso di cordoglio che segnaliamo la scomparsa dell'eminente collega francese.

Egli non fu un innovatore, ma un erudito ed appassionato divulgatore dell'ortopedia, al servizio della quale pose la sua vasta cultura ed un'inesauribile attività. Medico capo delle ferrovie dello stato sin dal 1882, ebbe campo di perfezionarsi nello studio dell'infortunistica e della medicina sociale; fondatore e direttore del Dispensario Furtado Heine in Parigi, fece di questa magnifica opera di carità un ospedale specializzato degno della maggiore ammirazione. Gentiluomo perfetto, parlatore elegante, era sincero ammiratore del nostro Paese ove soleva recarsi quasi ogni anno ed ove contava amici affezionati. Fra i suoi numerosi e reputati contributi alla letteratura medica ricordiamo solo quelli che più specialmente si riferiscono all'ortopedia.

Difformités du pied en rapport avec l'absence congènitale des os de la jambe, 1890.

Sur une nouvelle méthode de traitement des luxations dites congènitales de la hanche, 1890.

Traité pratique de chirurgie orthopédique, 1892-1903.

Du torticolis et de son traitement, 1898.

Traité pratique des devfations de la colonne vertébrale, 1900.

Chirurgie infantile et ortopédique. Atlas de Radiographie, 1900 (in collaborazione con LARAN).

Précis de technique orthopédique, 1907.

Gymnastique orthopédique, 1912.

Paolo Rédard fu ripetutamente laureato dell' Istituto e dell'Accademia di Medicina, ed era membro corrispondente dell'American Orthopedic Association.

Come sincero tributo di affetto alla memoria del defunto Collega, pubblichiamo, per cortese concessione della Vedova, l'ultimo lavoro inedito che Rédard scrisse poco prima della morte.

V. P.

Deviations vertebrales par
Traumatisme de Guerre.

Docteur P. Rédard

Médecin Principal, Chef du Service de Santé de la Place de Cannes

Que d'affections nerveuses a créés ou reveillées la guerre! Nous avons pour notre part, depuis 18 mois, observé dans le Service de Chirurgie Orthopédique et de Physiotérapie dont nous sommes chargés, un très grand nombre de déformations d'origine nerveuse, de formes très variées.

Nous avons actuellement, dans notre Hôpital N.° 62 bis, 24 cas de déviation vertébrale d'évolution et de nature spéciales, par traumatismes de guerre. Il nous parait intéressant d'analyser soigneusement nos observations, de les comparer aux variétés d'origine (Cypho-scoliosés dites hystériques, déviations traumatiques du rachis d'origine nerveuse, principalement à la suite des accidents du travail), observées en temps de paix, de chercher à déterminer leur nature organique ou inorganique, et surtout de les étudier au point de vue du pronostic et du traitement.

Nous laissons de côté les déformations et les déviations à la suite de contusions, de luxations, de fracture, de plaies par balle, shrapnell ou éclat d'obus, de la région rachidienne, pourtant si intèressantes, mais assez rarement observées dans les formations de l'arrière; les déformations et déviations vertébrales post-traumatiques (faux mal de Pott, spondilites traumatiques) caractérisées par l'apparition lente et tardive d'une cyphose et d'une gibbosité à caractères spéciaux.

Nous voulons seulement nous occuper des déviations vertébrales, très fréquentes d'après nos observations, qui se montrent quelques jours après un traumatisme de guerre du rachis, simple contusion ou plaie importante, sous la dépendance de troubles nerveux, organiques ou inorganiques du systéme nerveux.

Dans nos observations, nous retrouvons la même étiologie, les mêmes symptomes, avec plus ou moins de gravité, ce qui permet d'établir certaine groupements.

Il s'agit presque toujours de contusions rachidiennes très violentes par vent ou explosion d'obus. Le soldat est violemment frappé, souvent transporté à plusieurs métres de distance, quelque fois enseveli assez profondément sous terre, perdant d'abord connaissance, puis se relevant anéanti, étourdi.

Le blessé de notre observation V a été, deux fois dans la même journée, projeté assez loin par des éclats d'obus et enseveli assez profondément.

Dans notre observation I, il n'y a eu aucun traumatisme, mais seulement un choc moral après un très violent combat d'artillerie qui décimait ses camarades autour de lui, le Soldat B. perd connaissance, tombe à terre. Lorsqu'il peut se relever, il marche « plié en deux ».

Les blessures au niveau du rachis sont, en général, peu graves.

Dans plusieurs de nos observations (Obs. II-Obs. XI-Obs. XII), nous notons cependant des plaies étendues et profondes des régions vertébrales et lombo-sacrées.

Les troubles psycho-névrosiques, avec déviations rachidiennes apparaissent généralement, immédiatement ou quelques jours après le traumatisme.

La paralysie, la contracture musculaire, qui tiennent sous leur dépendance la déviation rachidienne, persistent pendant longtemps et ne rétrocèdent qu'au bout de plusieurs mois.

Dans notre observation V, la déviation vertébrale et les troubles psycho-névrosiques disparaissent au bout d'un mois, mais se montrent de nouveau après une courte accalmie.

Très exceptionnellement, les déviations et les troubles nerveux n'apparaissent que tardivement, plus ou moins longtemps après le traumatism ou la cicatrisation de la blessure.

Fait qui étonne, au premier abord, les manifestations psychonévrosiques de guerre que nous étudions se montrent chez des soldats jeunes, robustes, et qui ne paraissent pas entachés de nervosisme.

Nous retrouvons cependant, dans quelques observations, des antécédents personnels et héréditaires.

Chez tous nos sujets, nous notons l'état psychique spécial observé à la suite du surmenage, de l'épuisement, des émotions qui résultent du séjour prolongé dans les tranchées.

La déviation vertébrale observée ne présente aucun caractère particulier. Il ne s'agit pas de cyphose, de scoliose fixes, mais de simples flexions vertébrales en avant, à très long rayon, occupant principalement le segment dorso-lombaire. (Voir les photographies de nos observations). Rarement, le rachis s'infléchit latéralement. Il

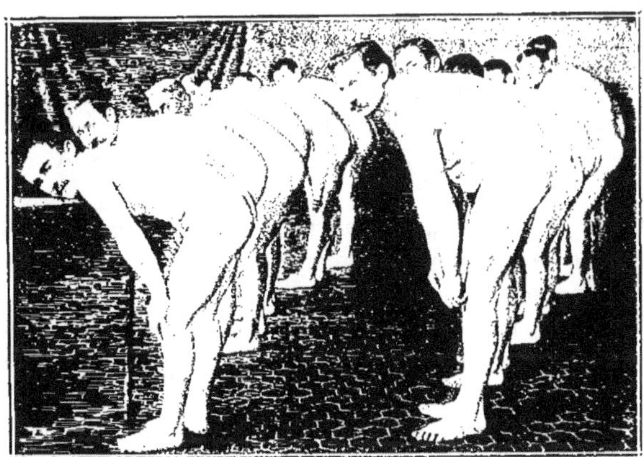

Fig. 1.

n'existe aucune gibbosité, aucune saillie vertébrale. Le sujet est plus ou moins incliné en avant, courbé, plié en deux, il marche s'appuyant sur ses geneux ou sur des cannes dans une attitude de singe anthropoïde. Ne peut se redresser en partie, au prix de grands efforts, mais il reprend bientôt son attitude vicieuse.

Il marche à petits pas, sans douleur ou difficulté et peut fournir d'assez grandes courses. Tous nos malades de cette catégorie, fait à rémarquer, sont constamment, malgré nos règlements, dehors de l'Hòpital et explorent les environs de Cannes.

Les membres inférieurs sont en effet, absolument indemnes, sans paralysie ou contracture. Dans 2 de nos observations cependant, nous notons que la marche est difficile ; chez le sujet de l'Observation XI il existe une névrite sciatique ; chez celui de l'Obs. X une contracture de la jambe sur la cuisse de coté.

La palpation, l'examen radioscopique et radiographique indi-

quent l'intégrité absolue, l'absence de toute déformation ou alté-
ration des vertèbres. Une mobilité assez étendue existe au niveau
des vertèbres, mais si l'on essaie d'obtenir un redressement du
rachis, on s'aperçoit que l'obstacle tient manifestement à la contracture de muscles abdominaux, spinaux ou sacro-lombaires que
l'on sent, sous le doigt, rigides, tendus, vibrants. Si l'on place
les sujets devant un mur, le face regardant ce mur les mains éle-
vées on peut, après de grands efforts du blessé, accompagnés de
douleurs, d'anxiété, de transpiration, obtenir souvent un redressement temporaire, quelquefois complet.

Dans le décubitus dorsal, on peut redresser complétement le
rachis mais, le plus souvent alors, les membres inférieurs doivent
être relevés, une forte ensellure se manifeste.

Tous les efforts de redressement, volontaires ou provoqués, ag-
gravent, accentuent la contracture.

En détournant l'attention, on peut souvent, par des manoeu-
vres douces triompher momentanément de la contracture et obtenir
d'importants redressements.

La palpation, la pression, légères, superficielles, réveillent des
zones d'hyperesthésie très douloureuse (hyperesthésie, hyperal-
gésie).

La pression profonde est moins douloureuse et réveille moins
les contractures. La pression des cicatrices, en des points déter-
minés, véritables zones hystèrogènes, produit de la constriction de
la gorge, des pleurs, rarement une véritable attaque hystérique. Ce
fait démontre l'importance de l'état psychique dans nos observations. Les zones d'hyperesthésie, généralisées ou localisées, d'a-
nesthésie à la piqure, l'exagération des reflexes, sont notés avec
leur caractère habituel, dans presque toutes nos observations. Les
paralysies ou les contractures dans des régions éloignèes du rachis
sont rares. Le sujet de l'observation présente une légère contracture en flexion de la jambe sur la cuisse.

Ainsi que nous l'avons déjà signalé, les membres inférieurs
sont généralement indemnes. Les muscles répondent normalement
à l'électricité. La marche est facile.

Une légère atrophie musculaire est notée dans notre observation. Une notable amyotrophie existe chez le sujet de notre observation IX, en rapport avec une névrite sciatique. L'amblyopie, le
rétrécissement du champ visuel, sont quelquefois observés. Signa-

lons enfin, comme symptômes exceptionnels, la surdité nerveuse, les troubles parétiques vésicaux et rectaux.

L'étude de nos observations nous parait démontrer que les déviations vertebrales, les troubles de sciatique signalés sont sous la dépendance de troubles nerveux. Ces troubles nerveux à caractères si speciaux sont-ils sous la dépendance de lésions matérielles du système nerveux, analogues à celles étudiées récemment dans la commotion cérébrale ou vertébrale produite par l'éclatement des projectiles à proximité (P. RAVAUT, PIERON, MAIRET, M.lle BOUZANSKY)?

S'agit-il plutôt de troubles dits hystériques, pithiatiques, psychonévrosiques, sans lésions organiques de l'encéphale et de la moelle?

Les examens du liquide céphalo-rachidien présentent peu d'intêret chez les sujets malades depuis longtemps, qui arrivent dans nos Hôpitaux plusieurs jours après leur blessure. Ils ont au contraire, une grande valeur chez les blessés récents et nous ne saurions trop les reccomander. Ils permettront de déceler des lympocytoses anormales, la présence du sang et par conséquent de démontrer l'éxistence de lésions organiques plus ou moins importantes, du système nerveux.

Nos examens cliniques tendent à nous faire admettre que nos observations doivent surtout être classées dans la catégorie des psyco-névroses de guerre. L'étude attentive des réflexes, du signe de BABINSKI, des troubles sensitifs, des zones d'anesthésie, du dermographe, du champ visuel, l'examen sous l'anesthésie chloroformique, nous ont démontré que, dans la plupart de nos cas, il s'agit de troubles hystériques ou psycho-névrosiques, et non de réactions vertébrales, sous la dépendance d'une lésion organique, matérielle, du système nerveux ou de l'appareil vertébral.

Dans quelques observations cependant, les symptômes observés démontrent l'existence de lésions organiques, plus ou moins importantes: névrite sciatique (Obs. IX), atrophie musculaire (Obs. VII), troubles vésicaux (Obs. V), rectaux; mais le nombre de ces cas est infiniment moindre que ceux d'origine hystérique ou psyconévrosique.

Ces formes particulières de flexions rachidiennes ne doivent être confondues avec les troubles de statique observés dans quelquels formes de sciatique. L'erreur pourrait être d'autant plus facilement commise que quelques uns de nos blessés, en plus de leurs troubles psycho-névrosiques accusent des manifestations du coté du nerf sciatique.

Comparés aux psycho-névroses observée en temps de paix, les troubles nerveux étudiés se font remarquer par leur fréquence, par leur intensité par leurs manifestations plurisymptômatiques.

Le pronostic dépend de la forme de la psycho-nérvose, de la gravité des symptômes, du système nerveux:

1.° Les cas bénins, à la suite de traumatismes, de chocs moraux légers, dans lesquels entre une part importante d'exageration ou de simulation, chez des sujets prédisposés, avec exagération de l'autosuggestibilité et phénomènes de pithiatisme, guérissent assez rapidement, sans traitement important.

2.° Les cas moyens sont aussi améliorés ou guéris, à une époque plus ou moins éloignée, mais nécessitent un traitement sérieux.

La plupart de nos observations doivent être rangées dans ce groupe.

3.° Restent enfin les cas très graves, avec lésions organiques de la moëlle et de l'appareil vertébral, ou dominent les symptômes généraux, les troubles profonds ·de la nutrition, l'amaigrissement rapide, qui malheureusement sont rebelles au traitement.

Le traitement doit consister dans l'emploi des moyens physio-thérapiques habituels, hydrothérapie, électricité statique, mécano-thérapie etc. etc.

On recommandera surtout les pratiques de la psycho-thérapie et de la contre-suggestion.

Les redressements vertébraux et du tronc, sous anesthésie chloroformique, puis application de corsets inamovibles donnent d'excellents résultats (voir Obs. VIII). Les redressements doivent être faits sans violence, avec une très grande douceur. L'expérience démontre que les redressements forcés, chez les psycho-névrosiques, donnent de déplorables agravations.

Il faut surtout, à notre avis, éviter de réunir ces sortes de malades nerveux dans un même hôpital, les éloigner des le début de la névrose, les envoyer ainsi que le conseille le professeur GRASSET, dans leur famille.

Seuls, les cas moyennement graves, ou graves avec lésions organiques médullaires, qui nécessitent des soins importants, ceux qui pour des motifs particuliers ne peuvent être renvoyés dans leur famille, seront adressés dans des services neurologiques spéciaux.

Presque toutes ces déviations de la colonne vertébrale, vraies ou névrosiques étant curables, il faut éviter de les réformer et surtout de leur faire entrevoir cette possibilité.

Seuls les cas très graves de névrose traumatique pourront être proposés pour la réforme N. 2, avec gratifications renouvelables.

OBSERVATION I. — Pas d'antécédents nerveux familiaux. 5 Enfants bien portants.

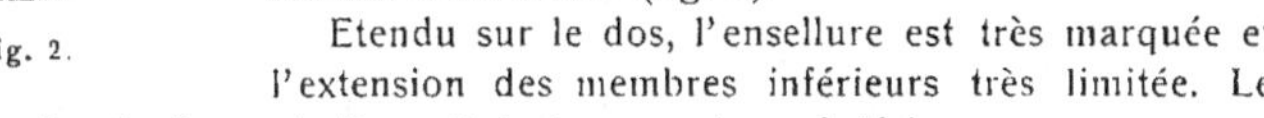

Le 23 Décembre 1914, il fut projeté par terre et ne put se relever et rejoindre le cantonnement situé à 700 mètres, environ, que plié en deux.

Examen le 28 avril 1915. — Le malade se tient courbé (angle de flexion en avant 110 degrés). Appuyé contre le mur, il peut se redresser de 20 degrés, environ. Douleur à la pression au niveau des apophyses épineuses et des apophyses transverses droites et gauches, à partir de la 6ème dorsale jusqu'à l'articulation sacro-iliaque. Tous ses reflexes sont normaux. Pas d'anesthèsie. Bon état de conservation des masses musculaires (fig. 2).

Etendu sur le dos, l'ensellure est très marquée et l'extension des membres inférieurs très limitée. Le malade marche facilement. Bon état des membres inférieurs.

Fig. 2.

OBSERVATION II. — Cultivateur, 35 ans. Parents vivante; la mère fait de fréquentes crises nerveuses où elle perd connaissance. Aucune maladie antérieure.

Le 16 décembre 1914, à Vauquois, une balle l'atteint dans la fosse iliaque postérieure droite, extraite le 25 décembre à Clennart.

Après la blessure, flexion antérieure vertébrale.

Evacué, alité à Neufchateàu, puis à Cannes, au Casino Municipal, le 20 janvier 1915. A ce moment, la plaie est cicatrisé et le malade peut faire quelques pas.

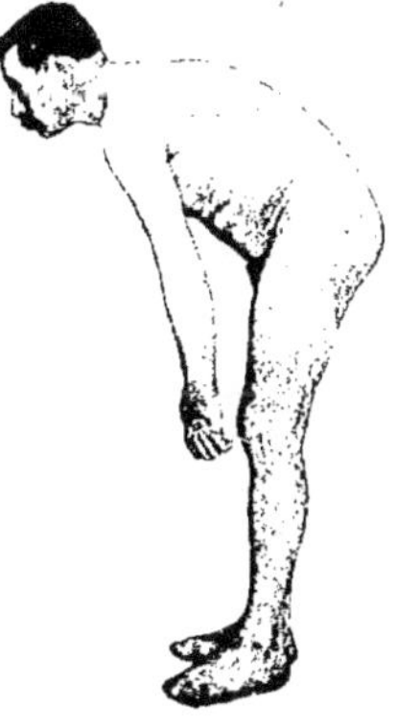

Le malade est fléchi, en avant, à 115 degrés. Douleurs très vive à la pression au niveau de la cicatrice sacro-iliaque, des dernières dorsales et des 1.ᵉ, 2.ᵉ, 3.ᵉ, 4.ᵉ lombaires. Hyperesthésie de la région sacro lombaire. Reflexes patellaires exagérés. Achiléens normaux. Bon état général (fig. 3).

Etendu sur le dos, grande ensellure et extension très limitée des membres inférieurs.

Fig. 3.

Appuyé contre le mur, il gagne quelques degrés, mais le redressement est très douloureux. La marche est normale. Contracture des muscles dorsaux lombaires.

OBSERVATION III. — Agé de 32 ans. Le 3 avril, aux Eparges, il est projeté par un éclat d'obus. Il tombe sans connaissance. Il ne se relève que temps après, mais plié en deux. Il souffrait, en marchant, autour de la taille et se plaignait de douleurs dans les reins et dans le ventre.

Examen le 3 juin 1915. — Il se présente courbé en avant, en « anthropopithèque ». L'angle de flexion est de 135 degrès. Bonne musculature des cuisses et des jambes.

Reflexes achiléens et patellaires exagérés. Léger clonus du pied. Pas de Babinski, ni de trépidation epileptoide; pas de trouble de la sensibilité.

Cyphose surtout dorso-cervicale, douleur à la pression au niveau de l'articulation sacro-lombaire et des apophyses transverses lombaires, plus prononcées à gauche.

Appuyé contre le mur, le malade se redresse à 145 degrés.

Etendu sur le dos, il se ressente de fortes douleurs abdominales au niveau de sa cicatrice herniaire.

La marche est normale.

OBSERVATION IV. — Pas d'antécédents nerveux.

Le Ier février 1915, il est projeté à une vingtaine de mètres par un éclat d'obus, à Flirey.

Des pierres sont tombées sur lui. Il put se relever et aller à pied à l'ambulance distante de 3 kilom., courbé en deux, dans la position de saute-mouton et se plaignait de contusions à l'épaule droite.

Debout, l'angle de flexion est de 90 degrés. Pression douloureuse dans la colonne lombaire surtout au niveau des apophyses épineuses et transverses.

En se redressant, appuyé contre le mur l'angle de flexion est de 95 degrés. Couché sur le dos, il devient 85 degrés. Dans cette position, le malade contracte ses muscles abdominaux et ses psoas.

Reflexes patellaires et achiléens exagérés, pas de trépidadion épiléptoide, ni phénomène du pied; pas d'anesthésie ni athrophie musculaire.

La marche est normale.

OBSERVATION V. — Agé de 28 ans. Pas d'antécédents nerveux.

Le 17 septembre 1914, dans la Meuse, il reçoit un éclat d'obus dans les lombes. Projeté sur le sol, il a put se relever malgré de vives douleurs dans le rachis.

Evacué à Verdun le 30 septembre, où on lui fit des pointes de feu.

Il avait de fortes douleurs vertébrales. Son état s'améliora et le 13 octobre, il fut de nouveau envoyé au front, où il put reprendre le service normal. Mais les douleures réapparaissent, il est évacué à Verdun.

Examen le 1er mars 1915. — Fléxion vertèbrale. L'angle au goniomètre est de 140 degrés à droite et de 120 à gauche. La pression est très douloureuse dans la région lombaire et surtout au niveau des 2.e et 3.r dernières dorsales.

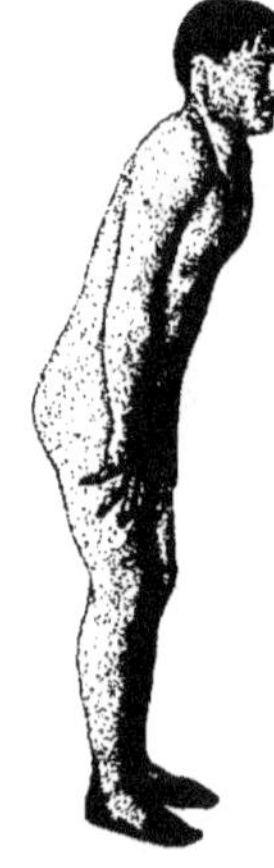

Fig. 4.

La douleur est plus vive à la pression sur les transverses gauches que sur les droites. Les muscles spinaux sont contracturés, surtout à gauche. Les reflexes rotuliens sont exagérés, surtout à droite, les achiléens sont normaux. Pas de signe de Babinski, pas de trépidation epileptoide. Anesthésie à la piqure du membre inférieur droit, jusqu'au tiers inférieur à la jambe. Insensibilité au froid du membre inférieur droit, jusqu'au tiers inférieur de la jambe. Insensibilité au froid du membre inférieur droit, jusqu'au tiers inférieur de la jambe, légère atrophie musculaire des membres inférieurs. Pas de troubles des réservoirs. La marche est normale. Pas de troubles de la locomotion (fig. 4).

OBSERVATION VI. — Agé de 33 ans, tonnelier. Pas d'antécédents névropathiques personnels ou héréditaires. Rhumatisme articulaire en 1904. Le 1 février 1915, il a été projeté en l'air par un éclat d'obus. Il perd connaissance, ne revint à lui qu'au poste de secours. Transporté à l'ambulance, il se plaint de douleurs très vives dans la colonne vertébrale et l'abdomen. Retention d'urine nécessitant le cathéthérisme, constipation.

Examen le 19 mars 1915. — Fléxion vertébrale à 95°. Douleurs à la pression dans la région iliaque postérieure gauche, au niveau des 2.ᵉ, 3.ᵉ lombaires et du sacrum. Reflexes rotuliens plus forts à gauche qu'à droite. Parésie de la jambe gauche. Anesthésie en botte de la jambe. Couché, le malade peut redresser la colonne vertébrale de quelques degrés (145° au lieu de 115°). La marche est normale. Le malade marche complètement courbé.

OBSERVATION VII. — Agé de 25 ans, cultivateur.

Le 26 septembre 1915 à Appremont, étant couché en tirailleur, un éclat d'obus l'a frappé dans la région lombaire. Il a perdu connaissance et n'est revenu à lui que quelques instants après; mais il est resté étendu ne pouvant marcher. Blessé à 15 heures, il a été transporté au poste de secours à 24 heures. Evacué à Cannes le 27 septembre, sá plaie des lombes s'est cicatrisée seulement le 12 janvier. La flexion de sa colonne vertébrale á débuté au moment de sa blessure.

Examen le 29 decembre 1915. — Flexion vertébrale de 125°. Cicatrice da 14 cent. dans la région lombaire. Douleur à la pression aux régions des dernières dorsales, lombaires et sacrées. Anesthésie complète du membre inférieur gauche jusqu'au mollet. Sensibilité nulle au froid ou à la chaleur du pied gauche. Atrophie musculaire de la cuisse gauche et parésie du membre inférieur gauche. La cyphose surtout marquée dans la région dorso-lombaire. Légère inflexion vertébrale du coté gauche; reflexes rotuliens et achilléens des deux cotés. Pas de trépidation épiléptoide, ni de clonus du pied. Pas de signe de Babinski. Marche normale (fig. 5).

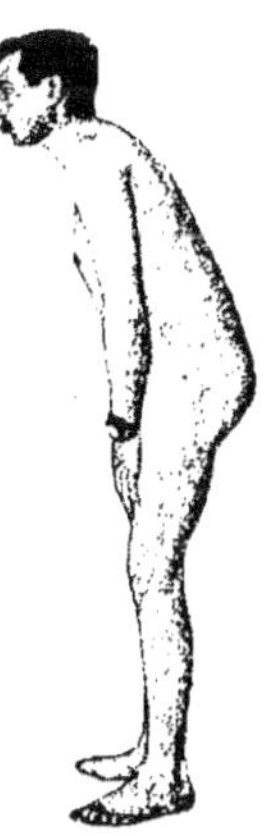

Fig. 5.

OBSERVATION VIII. — Agé de 27 ans. Mère vivante, mais nerveuse, enfants bien portants. Il y a quelques années: crises nerveuses, avec perte de connaissance et vomissement.

Le 27 avril 1915 à Etain, il a eté enterré par une grosse marmite (155) il a été retiré de l'éboulement et a pu partir avec ses camarades, quoique légè-

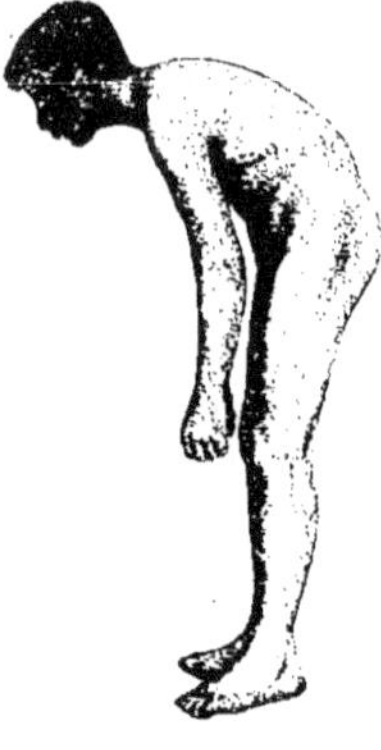
Fig. 6.

rement étourdi; il se plaignait de douleurs dans les reins. Cependant, il retournait aux tranchées, le soir. Enterré par une nouvelle marmite, il est resté plusieurs heures dans l'éboulement d'où il fut retiré par ses camarades; il ne pouvait se trainer, vomissait le sang; il restait sans connaissance pendant plusieurs heures. Quand il revint à lui il était complètement éturdi. Il avait eu de la dysurie pendant 4 à 5 jours, mais il urinait dès qu'on allait le sonder; constipation pendant 15 jours.

Examen le 23 mai 1915. — Flexion vertébrale. Angle de flexion 122°, couché 110°. Reflexes patellaires exagérés à gauche; pas de signe de Babinski, pas d'atrophie musculaire des membres inférieurs. Douleurs très variables le long du rachis vertébrale; surtout prononcées au niveau des vertèbres sacro-lombaires.

15 jours après l'accident cécité de l'oeil gauche (actuellement la vue de ce côté est revenue, partiellement libre). Notable retrecissement du champ visuel. Réaction à la lumière et à l'accomodation. A l'examen ophtalmoscopique, rien d'anormal dans les milieux transparents; la pupille, petite, est rouge avec des veines augmantées de volume et des artères très petites. Le malade marche très courbé et boîte légèrement du côté droit (fig. 6).

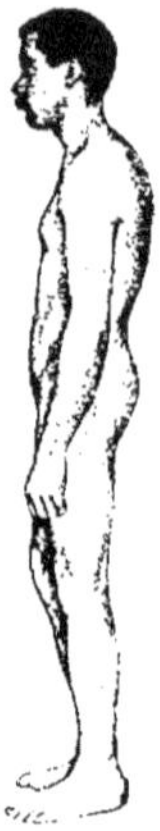

Fig. 7.

Redressement facile sous le chloroforme et application d'un corset platré par l'Aide Major Roux. Le blessé supporte très bien son corset (fig. 7).

OBSERVATION IX. — Agé de 37 ans. Le 26 septembre, à St. Mihiel, un éclat d'obus le frappa dans la région sacro-iliaque gauche, alors qu'il était couché en tirailleur.

Examen le 16 mars 1915. — Flexion vertébrale de 150". Douleur à la pression (vive) dans la région ischiatique gauche. Reflexes rotuliens exagérés à gauche. Anesthésie au tact et au froid du même côté. Parésie de la jambe gauche et amyothrophie. Trépidations epiléptoide gauches. Douleurs au niveau du sciatique gauche. Redressement presque complet avec efforts modérés. Marche courbé en portant tout le poids du corps sur la jambe droite, à cause des douleurs du membre inférieur gauche. Dans la station debout, position penchée qui détermine une inclinaison à droite de la colonne vertébrale.

OBSERVATION X. — Agé de 21 ans. Aucun antécédent personnel ou héréditaire. Le 26 août 1914, il est projeté par un éclat d'obus; il perd connaissance pendant 3 heures. On le transporte dans une ambulance d'arrière, puis à Neufchateau: il urinait très difficilement et même du sang, quelques hémoptysies et des saignements de nez.

Examen le 13 juillet 1915. — Flexion vertébrale, angle très aigu 75°. Marche appuyé sur les genoux ou sur une canne, appuyé contre le mur,

redressement à 90°. Douleurs à la pression au niveau des 8° et 9° dorsales et
des lombaires. Minction toujours difficile. Reflexes plantaires et rotuliens normaux. Pas d'anesthésie. Dans le décubitus horizontal, contracture douloureuse
des flechisseures de la jambe.

OBSERVATION XI. -- Agé de 22 ans. Aucun antécédent personnel ou héréditaire. Atteint le 7 avril par un éclat d'obus qui l'a projeté à terre et l'a
laissé sans connaissance. Pendant plusieurs jours, il présente de l'obnubilation,
des douleurs vertébrales, de la surdité.

Flexion vertébrale. Légère inclinaison dans la région dorsale. Marche facile.
Douleurs à la pression au niveau des apophyses épineuses dorsales. Pas de
contracture musculaire vertébrale. Angle de flexion de 106°. Placé contre le
mur, les bras levés en l'air angle de 130°.

Dans le décubitus dorsal: légère ensellure lombaire, contracture violente
des muscles abdominau et psoas iliaque.

Reflexes patellaires et achilléens un peu exagérés. Zone d'anesthésie aux
piques superficielles et profondes et aussi au tact.

Retrécissement du champ visuel. Dermographisme très marqué. Se plaint
de surdité, mais, l'examen de l'appareil auditif ne dénote aucune lésion.

OBSERVATION XII. -- Né le 5 mai 1884. Blessé par un éclat d'obus, le
26 septembre 1914, a perdu connaissance en tombant et n'a pu se relever
qu' après quelques instants. Il a parcouru 2 kil. sur les genoux pour arriver
au poste de secours. Là, extraction d'un éclat d'obus.

Examen le 15 fevrier 1915. — Flexion vertébrale de 116°. Exagération des
reflexes à droite. Douleur localisée à la 11.ᵉ et 12.ᵉ dorsales, irradiées en
ceinture. Cicatrice sacro-iliaque douloureuse. Cicatrices multiples au niveau
de la région dorsale. Pas d'anesthésie ni à la température, ni à la douleur.
Parésie de la jambe gauche et atrophie musculaire. Reflexes normaux des
2 cotés. Pas de signe de Babinski. Dans la station debout attitude penchée
sur la hanche droite. Douleur à la pression au niveau du sciatique gauche.
Signe de Laségue. Très légère scoliose due à la position hanchée droite.

Dans les efforts de redressement assez faciles, douleurs très vives dans
cette région sacro-lombaire. Douleur vive superficielle à la pression dans
cette région.

Essai infructueux d'application de corset très simple (planchette, coton et
bandes).